AF581424

GÉOGRAPHIE

DES

# ÉPIDÉMIES DE FIÈVRE JAUNE

## MOYENS DE S'EN GARANTIR

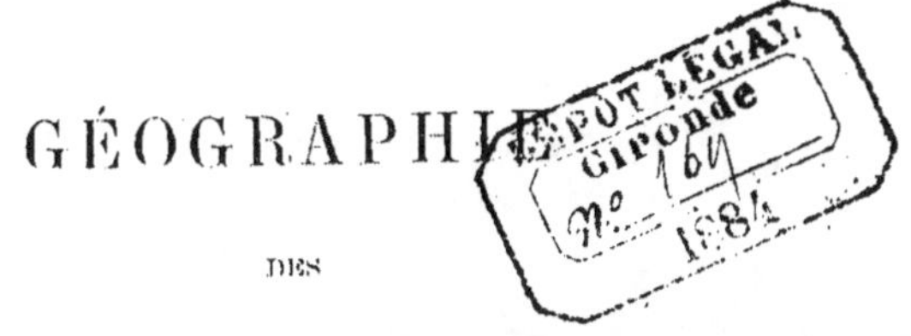


COMMUNICATION

FAITE AU CONGRÈS DES SOCIÉTÉS FRANÇAISES DE GÉOGRAPHIE TENU A BORDEAUX
LE 4 SEPTEMBRE 1882

**Par le Dr Henri BOURRU**

Professeur d'hygiène à l'École de Médecine navale de Rochefort,
Secrétaire général de la Société de Géographie de Rochefort, Membre de la Société
de Médecine publique.

*(Extrait du Compte-rendu général du Congrès.)*

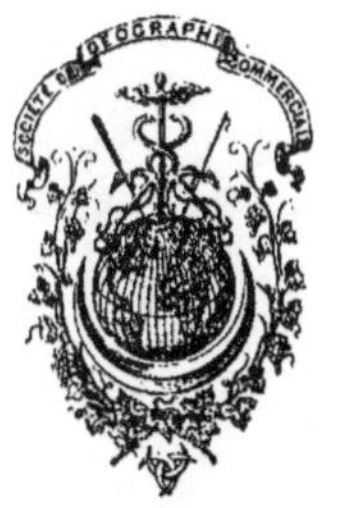


BORDEAUX

IMPRIMERIE G. GOUNOUILHOU

11, RUE GUIRAUDE, 11

1883

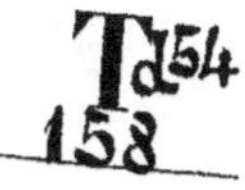

# GÉOGRAPHIE

DES

# ÉPIDÉMIES DE FIÈVRE JAUNE

## MOYENS DE S'EN GARANTIR

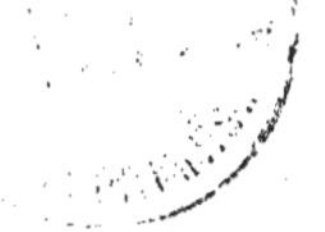

COMMUNICATION

FAITE AU CONGRÈS DES SOCIÉTÉS FRANÇAISES DE GÉOGRAPHIE TENU A BORDEAUX
LE 4 SEPTEMBRE 1882

**Par le Dr Henri BOURRU**

Professeur d'hygiène à l'École de Médecine navale de Rochefort,
Secrétaire général de la Société de Géographie de Rochefort, Membre de la Société
de Médecine publique.

*(Extrait du Compte-rendu général du Congrès.)*

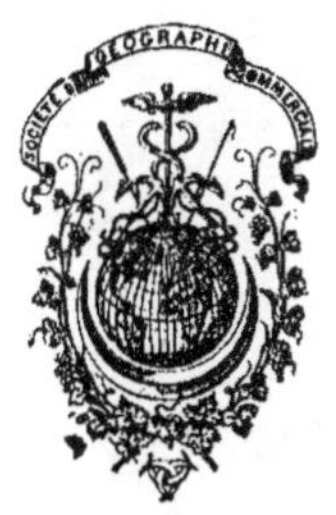

BORDEAUX
IMPRIMERIE G. GOUNOUILHOU
11, RUE GUIRAUDE, 11

1883

# AVANT-PROPOS

La question que je traite ici est toute d'actualité, en raison des derniers événements épidémiques de *la Fièvre jaune*. Les hygiénistes d'Europe et d'Amérique s'en sont soigneusement occupés au Congrès international d'hygiène tenu à Genève en 1882. Le premier volume des *Actes* de ce Congrès vient de paraître et me permet de constater avec une vive satisfaction que mes opinions émises ici et dans une note présentée au Congrès sont exactement celles de M. le Dr Formento (de la Nouvelle-Orléans), de M. le professeur Layet (de Bordeaux), de M. le professeur da Silva Amado (de Lisbonne), de M. le Dr Cabello (de Madrid).

Au moment même où les spécialistes réunis à Genève s'occupaient de la prophylaxie de la fièvre jaune, il m'a paru utile d'y intéresser les commerçants, les armateurs, les marins. J'ai cherché à leur montrer l'avantage de la création de médecins inspecteurs placés au loin ; j'ai voulu les gagner à cette opinion pour qu'ils la défendent au besoin dans les conseils du gouvernement ; enfin, j'ai cru bon de provoquer sur ce point une certaine agitation de l'opinion publique.

Dans ce but, je profitai d'abord, à Bordeaux, du Congrès des Sociétés françaises de Géographie, qui avait mis à son programme l'étude de la géographie de la fièvre jaune; plus tard, de l'accueil empressé de la Société de Géographie commerciale de Nantes. Je pus ainsi développer mes idées dans deux grands ports de commerce qui sont, en France, les plus exposés à la fièvre jaune.

J'ai eu la satisfaction de constater que l'utilité de ces questions était fort appréciée par le public intelligent de ces villes. A Bordeaux, sur la proposition de M. Cartailhac (de Toulouse), le Congrès me fit l'honneur de voter l'impression de ma communication, spécialement pour être distribuée aux Chambres de commerce et aux Conseils municipaux de toutes les villes intéressées.

J'espère avoir servi une cause que je crois de première importance.

Dr H. B.

Rochefort, 3 avril 1883.

# GÉOGRAPHIE

DES

# ÉPIDÉMIES DE FIÈVRE JAUNE

## MOYENS DE S'EN GARANTIR

---

Messieurs,

Les événements des dernières années donnent à l'étude de la fièvre jaune une douloureuse actualité et nous imposent impérieusement le devoir de l'approfondir.

Je me propose de jeter un coup d'œil sur la géographie de la fièvre jaune, sur ses migrations à travers le monde. J'espère en pouvoir déduire quel est son pays d'origine, de ces données enfin, conclure les moyens de s'en garantir.

### Géographie.

Il paraît probable que, dans les grandes Antilles au moins, et peut-être sur la côte de l'isthme américain, la fièvre jaune frappa, dès leur débarquement, les premiers conquérants. Quand Christophe Colomb, à son second voyage, vint à l'île d'Haïti retrouver Isabella, le premier établissement européen au Nouveau-Monde, la maladie avait enlevé tous ses anciens compagnons. Il est probable que ce désastre était le fait de la fièvre jaune. Nous ne le discuterons point, et ne passerons point en revue l'occupation successive de tous les points du golfe du Mexique et de la mer Caraïbe. Sur cette époque, faute de renseignements suffisamment explicites et autorisés, nous sommes réduits aux conjectures. On pourrait l'appeler l'*époque préhistorique* de la fièvre jaune. Elle dure deux siècles que nous franchissons pour arriver du premier coup à l'année 1683, sans méconnaître toutefois les épidémies authentiques antérieures dans les petites et les grandes Antilles, à la Nouvelle-Espagne et ailleurs.

En 1683, pour la première fois, nous assistons au transport de la fièvre jaune hors du golfe américain. C'est à Pernambuco, au Brésil, qu'elle fut portée, d'où elle revint à la Martinique, quelques années plus tard, par le navire *l'Oriflamme* qui, rapportant de Siam les débris de nos établissements, avait relâché à Pernambuco. On crut la maladie apportée de l'Orient, d'où elle prit le nom de *mal de Siam*. Cette pointe vers le Sud demeure unique, pour le moment; c'est à l'opposé que va se porter tout l'effort de l'expansion épidémique. Boston, l'un des ports les plus éloignés, est atteint le premier, en 1693; puis successivement New-York, Philadelphie, Charlestown, la Nouvelle-Orléans enfin, en 1698.

Peu après, en 1705, la fièvre jaune traverse l'Atlantique, et le premier port d'Europe où elle débarque est Cadix; Cadix, juste en face de l'Amérique, Cadix qui entretient avec les colonies espagnoles des relations de chaque jour. Plus tard, vient Lisbonne (1723), les Baléares ensuite (1744). Les Baléares, c'est le détroit de Gibraltar franchi, la Méditerranée envahie.

Durant le XVIIIe siècle, les épidémies se succèdent dans les points cités ou dans les points voisins; mais encore la maladie demeure où elle débarque, sans s'étendre, sans pénétrer les continents. On pourrait appeler cette époque : *Époque des taches épidémiques isolées sur le littoral.*

Dans l'Afrique, au même temps, les Canaries furent atteintes, en 1701, et très longtemps après, en 1778, la Sénégambie. Tout porte à croire que c'était pour ce pays la première fièvre jaune (¹).

En 1791 commence une nouvelle époque. L'Amérique du Nord se peuple de plus en plus; les villes grandissent et se multiplient; les relations, surtout les relations maritimes, deviennent plus nombreuses, plus fréquentes; la fièvre jaune se répand. Elle court tout au long des rivages; elle s'essaie à pénétrer au cœur des continents; mais elle ne s'étend pas à des continents nouveaux. Elle couvre tout le littoral atlantique, de la Floride à la Nouvelle-

(¹) Les maladies décrites par Lind, pour la côte d'Afrique, notamment les fièvres de 1765 et celles du Weasel, ont été considérées comme des fièvres jaunes. J'ai lu et relu très attentivement la traduction française de Lind, et je ne peux partager cette opinion.

Écosse; au Nord, le Saint-Laurent est remonté jusqu'à Québec, Montréal, et, plus profondément, les rives mêmes des grands lacs. A l'opposé, la Nouvelle-Orléans est atteinte pour la deuxième fois, en 1791, et, par le Mississipi sans doute, la fièvre jaune est portée jusqu'à New-Design sur le Missouri (1797), jusqu'à Gallipolis sur l'Ohio (1796).

En Espagne, c'est toute la côte, de Huelva à Barcelone, par Cadix, Gibraltar, Malaga, Carthagène, Murcie, Valence; en même temps le Guadalquivir est remonté plus haut que Cordoue, l'Èbre au delà de Mequinenza. La côte nord elle-même est touchée au port du Pasages (1823). L'Italie éprouve la seule fièvre jaune qu'elle ait jamais eue, à Livourne (1804). La France enfin est menacée par Brest, où la fièvre jaune arrive avec l'escadre de Villaret-Joyeuse (1802).

En Afrique, ce sont les Canaries (1810), Sierra-Leone et Boulam (1794), le Congo, au temps de l'expédition de Tuckey, en 1816; l'île de l'Ascension, en 1823.

Quant à l'Amérique du Sud, elle demeure encore presque invulnérable. Une seule fois, la fièvre jaune la touche, dans les Guyanes, en 1804.

Nous appellerions volontiers cette époque, par opposition avec la précédente: *Époque des traînées épidémiques et de la pénétration des continents*. Elle dure jusqu'à 1830 et plus tard.

A ce moment, dans le bassin de l'Atlantique, la fièvre jaune a conquis tout l'hémisphère nord, jusqu'au 45° parallèle. Elle va prendre son essor dans une autre direction, que déjà elle a indiquée vers le Sud, quand un jour elle a paru au Congo, un autre jour à l'île de l'Ascension. Ses progrès suivent et marquent les progrès des relations maritimes.

En 1849, des Antilles elle est portée à Bahia. Immédiatement Bahia devient un centre d'irradiation. Vers le Nord, l'épidémie remonte à Pernambuco, à Belem, aux Guyanes, pour faire enfin retour aux Antilles. Dans le grand fleuve des Amazones, large voie tout ouverte, elle s'engage et, se déversant à droite et à gauche le long des affluents, remonte 500 lieues et davantage, jusqu'aux Solimoës, presque au pied de la Cordilière des Andes.

Vers le Sud, c'est sur Rio-Janeiro que Bahia projette l'épidémie, puis à Sainte-Catherine et jusqu'à la Plata. Enfin, un navire, parti de Rio-Janeiro, doublant le cap Horn, va, au Callao, à Lima, débarquer la fièvre jaune avec des émigrants qu'il transporte. C'était en 1852. De Lima, elle descend la côte occidentale et, d'escale en escale, atteint Valparaiso. Voilà envahis, au couchant comme au levant, tous les rivages de l'Amérique méridionale jusqu'au 35e parallèle, c'est-à-dire jusqu'aux ports où s'arrêtent les relations ordinaires et suivies.

Vingt ans plus tard, en 1869, Rio-Janeiro reçoit encore la fièvre jaune, et cette fois directement des Antilles. De Rio-Janeiro l'épidémie rayonne comme elle avait fait de Bahia, et les armées brésiliennes, en campagne au Paraguay, l'apportent à l'Asuncion, d'où elle redescend le cours des fleuves, désolant leurs rives jusqu'à Buenos-Ayres et Montevideo.

En Afrique, dans le même temps, les épidémies se succèdent de plus en plus pressées, à la Sénégambie française, à la colonie anglaise de Sierra-Leone, à la côte d'Or, au Bénin, à l'île espagnole de Fernando-Po, aux ports portugais de Loanda et Benguela. Enfin, en 1878, pour la première fois, le Sénégal est remonté jusqu'au poste de Bakel, à 300 kilomètres de son embouchure.

Passant de nouveau l'Atlantique, nous trouvons les États-Unis profondément atteints. Le Texas, préservé jusqu'en 1839, est terriblement ravagé en 1853, 1873 et 1878; avec le Texas, les autres États riverains du golfe du Mexique et tout le cours du Mississipi, jusqu'à Saint-Louis, de l'Arkansas, de l'Ohio jusqu'à Louisville.

A considérer cet ensemble, la fièvre jaune paraît à l'apogée de sa puissance de diffusion; rien, semble-t-il, ne peut plus l'arrêter; et pourtant, au même moment, tout le littoral atlantique de l'Amérique du Nord, toute la péninsule ibérique, assaillis chaque jour, se préservent, et c'est à peine si dans ces cinquante dernières années nous rencontrons quelques épidémies bien limitées: Lisbonne (1857), Saint-Nazaire (1861), Barcelone (1870), Charleston (1852), Savanah (1876).

Fait tout nouveau, merveilleux au premier coup d'œil, surprenant tout au moins, mais, pour sûr, plein d'enseignements! Instruits par une longue et cruelle expérience, se voyant en butte à des traits épidémiques de plus en plus répétés, ces pays ont appris à se garantir; ils y réussissent.

Résumons ces données. L'histoire de la fièvre jaune peut se partager en trois grandes époques :

*Première époque* (1492 à 1682) : La fièvre jaune reste confinée dans le golfe américain.

*Deuxième époque* (1683 à 1830) : Invasions de plus en plus étendues et nombreuses vers la partie de l'Atlantique située au N. et à l'E. des Antilles, du 10° au 45° parallèle. Cette première époque peut se subdiviser en deux époques secondaires :

L'une, qui dure un siècle (1683 à 1790), où les épidémies sont figurées par des points isolés les uns des autres;

L'autre (1791 à 1830), où les rivages entiers sont envahis sans interruption et les continents pénétrés le long du cours des grands fleuves.

*Troisième époque* (1830 à 1880). — La fièvre jaune pénètre au cœur de l'Amérique du Nord par le Mississipi, en Afrique par le Sénégal, et se jette vers l'hémisphère Sud, surtout en Amérique, tout entière envahie. Pendant ce temps, au Nord, sur les deux rives de l'Atlantique, le vieux monde, comme le nouveau, se garantit de la fièvre jaune et repousse ses assauts incessants.

## Lieux d'origine de la fièvre jaune.

L'aperçu géographique et chronologique, qui précède, va nous permettre de déterminer les lieux où la fièvre jaune prend naissance et d'où elle s'est répandue en toute direction.

Ce n'est point l'Amérique du Nord qui renferme ce foyer originaire, puisque, depuis cinquante ans, ses rivages orientaux évitent les épidémies, en se gardant des importations; puisque la Louisiane est demeurée, un siècle, sans fièvre jaune (de 1698 à 1791); puisque le Texas n'en avait jamais eu, avant 1839. Les États-Unis, du reste, sont arrivés à démontrer, pour quatre-vingt-huit épidémies sur leur territoire, soixante-dix-sept importations.

Ce n'est pas davantage l'Amérique du Sud, qui n'avait jamais eu d'épidémie généralisée avant 1849. Et pourtant, à cette heure, Rio-Janeiro est devenu un foyer d'endémicité secondaire, dont les rayonnements sont dangereux presque à l'égal de ceux des foyers des Antilles.

Pour l'Europe, personne, de nos jours, n'oserait soutenir que la fièvre jaune y naisse spontanément, sans introduction de l'étranger.

Reste l'Afrique, sur laquelle, au contraire, les épidémistes sont loin d'être d'accord. Plus d'un professe encore qu'au foyer américain, incontestable, de la fièvre jaune, il faut ajouter un foyer africain. Je demande à réfuter cette opinion qui entraînerait des conséquences pratiques extrêmement graves.

La côte occidentale d'Afrique a été découverte et colonisée avant l'Amérique, et pourtant sa première fièvre jaune ne remonte qu'à 1778, deux siècles au moins, trois peut-être, après les premières fièvres jaunes des Antilles, cent ans après les premiers rayonnements du foyer américain.

En Afrique, les premières explosions sont séparées par de très longs intervalles; en voici des exemples :

Saint-Louis: 1778, 1830, 1867, 1878.

Sierra-Leone : 1793, 1816, etc.

Fernando-Po : 1829, 1839, 1862.

Congo et Angola : 1816, 1860.

Comment expliquer ce retard et ces longs silences dans des pays d'endémicité primitive?

Dans la distribution géographique, mêmes anomalies inexplicables sans les importations! Entre les points envahis règnent de longs espaces respectés par la fièvre jaune. De la Sénégambie à Sierra-Leone, les Rios Grande, Nunez, Pongo, etc., plus bas que Sierra-Leone, Monrovia; à l'est de la côte d'Or le cap Coast et le pays des Ashantis; entre l'île de Fernando-Po et la Guinée méridionale, le Gabon, tous intermédiaires aux pays visités par l'épidémie, tous respectés par elle. Mais les ports atteints sont justement ceux qui trafiquent avec l'Amérique; Sierra-Leone, Fernando-Po, avec les Antilles; Loanda avec le Brésil. Le Gabon tout au fond du Golfe, juste sous l'Équateur, paraissant désigné, avant tout autre, pour la fièvre jaune, ne la connaît pas parce qu'il ne reçoit pas de pavillons américains et que son commerce restreint est limité à quelques ports d'Europe. Chez les Ashantis une armée anglaise a pu opérer, sans crainte de fièvre jaune, à l'abri d'une barrière sanitaire rigoureuse.

Au surplus, si nous ne saisissons pas chaque épidémie en flagrant délit de pénétration, nous en possédons encore un nombre de cas suffisant pour asseoir solidement notre opinion. Dans toutes les îles africaines, des Canaries à Sainte-Hélène, l'importation a toujours été démontrée. Saint-Louis, toujours, a reçu la fièvre jaune de Gorée; Gorée, de la Gambie; la Gambie, de Sierra-Leone.

En 1878 toutefois, la fièvre jaune ne régnait pas dans les possessions anglaises quand Gorée fut si cruellement frappée; mais elle régnait à Rio-Janeiro, et l'arrivée du paquebot du Brésil, l'éclosion de l'épidémie à Gorée se trouvent rapprochées en une coïncidence saisissante (1).

A Sierra-Leone, comme en Gambie, les médecins anglais contemporains n'admettent plus la spontanéité de la fièvre jaune (2). La première épidémie, en 1793, coïncida avec la fondation de Free-Town. Free-Town, *la ville libre,* destinée à accueillir tous les hommes de couleur échappés à l'esclavage, reçut tout d'abord un convoi de colons des îles Bahamas. C'était justement aux Antilles une terrible période d'épidémie. Vers 1812, il fut décidé d'envoyer, en liberté, à la colonie de Sierra-Leone, tous les noirs trouvés à bord des navires négriers capturés. S'il est des navires de tout temps suspects de fièvre jaune, ce sont assurément les négriers. Bientôt la colonie eut sa seconde épidémie, et c'est depuis ce moment qu'elle en est si souvent visitée.

En 1823, le navire *la Caroline,* dans la traversée des Antilles, perd tout son équipage de fièvre jaune. Sur la rade de Free-Town, les deux ou trois survivants ne peuvent suffire à la manœuvre du mouillage; un navire de guerre, le *Bann,* détache une corvée d'hommes pour les secourir. Bientôt le *Bann* prend la mer; la fièvre jaune se déclare à bord; quatre-vingt-dix hommes succombent, et la maladie se communique à l'île de l'Ascension où il relâche (3).

A la Côte d'Or, l'épidémie de 1862 fut portée de Loanda par un navire de la division française (4).

A Fernando-Po, en 1829, l'*Eden* porta le fièvre jaune de Sierra-Leone, alors en pleine épidémie. En 1862, 1866, 1868, des navires l'amenèrent de la Havane (5).

A l'embouchure du Congo, en 1816, l'expédition de Tuckey fut

(1) Consulter : Le Jemble, *Épidémiologie de la fièvre jaune au Sénégal.* (Thèse de Paris, 1882.)

(2) Consulter : *Statistical Report of the health of the navy,* années 1862, 1865, etc.

(3) Cet événement est raconté par Moreau de Jonès, dans une notice publiée aux *Annales maritimes et coloniales.* (1824, II, 297.) Bryson n'admet pas cette origine de l'épidémie du *Bann,* mais sans donner aucune démonstration. Il n'hésite pas du reste à nier aussi que l'épidémie de l'île de l'Ascension, qui coïncide si bien avec la relâche du *Bann,* provînt de ce navire, parce qu'il ne put trouver de contact entre l'équipage et la garnison de l'île. (*Report of the climate and principal diseases of the African Station,* 1847.)

(4) Huard, *De la fièvre jaune à la côte d'Afrique.* (Thèse de Montpellier, 1868.)

(5) 1862, *Ferrol;* 1866, *Rosa-del-Turria;* 1868, *Général Alava.*

détruite par la fièvre jaune pour avoir communiqué imprudemment avec un négrier de la Havane.

A Saint-Paul-de-Loanda, en 1862, la fièvre jaune vint du Brésil; en 1865, le navire anglais *l'Archer,* la prit au contact d'un négrier de Saint-Thomas.

C'en est assez de ces exemples. Dans l'histoire des épidémies en Afrique nous comptons neuf importations d'Amérique, dix transports d'un point de la côte à un autre point; au total, dix-neuf transmissions bien constatées. C'est un nombre respectable, surtout en présence des difficultés de contrôle particulières à la traite des esclaves; commerce clandestin qui oblige à tout dissimuler, navire, chargement, maladies, provenance, en même temps admirablement propre à transporter les maladies de l'un à l'autre continent.

Je crois donc démontré que la fièvre jaune est exotique partout, excepté aux Antilles et sur le rivage de l'isthme américain (¹). C'est là qu'elle est apparue; là exclusivement qu'elle a régné deux siècles durant, de là exclusivement qu'elle est toujours sortie jusqu'en 1850 (²).

Dans les deux continents d'Amérique, en Europe, en Afrique, quand règne la fièvre jaune, c'est qu'elle a été importée.

En ces pays où elle est exotique, *on peut* s'en débarrasser.

Puisqu'on peut s'en débarrasser, *on doit* s'en débarrasser.

J'entends une grave objection : Il est trop tard! La fièvre jaune est installée à la Nouvelle-Orléans, à Rio-Janeiro, à Sierra-Leone, hélas! peut-être à Gorée et à Saint-Louis. Ce sont autant de foyers désormais allumés sans espoir de les éteindre. Il est trop tard!

Non, il n'est pas trop tard. Pendant trente ans la fièvre jaune parut décidément endémique sur toute la côte orientale des États-Unis; de 1791 à 1822, New-York et Charlestown comptent chacune

(¹) Il est un argument d'un autre ordre qui a une grande valeur. Dans les premières épidémies du Sénégal (1778-1830), Schotte, Thévenot racontent que noirs et blancs étaient frappés indistinctement, la contagion portée de villages en villages. Aujourd'hui les noirs sont épargnés. Il y a un siècle, la fièvre jaune était nouvelle et les indigènes n'avaient aucune immunité; aujourd'hui ils jouissent, comme les noirs des Antilles, de l'immunité acquise ou héréditaire conférée par une atteinte antérieure. Ce qui le prouve, c'est que, dans ces dernières années, les nègres de l'intérieur de l'Afrique qui venaient à Saint-Louis contractaient la maladie.

(²) On pourrait pousser plus loin cette analyse et chercher si c'est aux Antilles ou sur la Côte-Ferme que la fièvre jaune a pris naissance. Cette discussion serait ici hors de propos.

douze épidémies; Philadelphie et Baltimore, dix chacune. Eh bien! voici trente ans et davantage que la fièvre jaune a disparu de ces ports. Elle pourra tout aussi bien disparaître ailleurs. Il suffit de faire comme ils ont fait : fermer sévèrement la porte aux germes nouveaux.

## Moyens de se préserver.

Le salut se trouvera dans les *mesures sanitaires* prises avec intelligence et observées avec rigueur.

Ici se dresse l'opposition des voyageurs, des commerçants qui sont gênés par les mesures sanitaires et n'en comprennent pas toute l'importance. Trop souvent, ils n'y voient que la perte de temps, le retard dans les affaires, toutes choses qui aboutissent à une perte d'argent.

Je pourrais invoquer des intérêts supérieurs d'humanité qui rallieraient toutes les opinions, car les commerçants, je ne l'ignore pas, savent, pour une cause généreuse, s'élever à propos au-dessus de leurs intérêts particuliers, si légitimes qu'ils soient. Il me suffit par conséquent d'indiquer ce côté de la question.

Mais pour les intérêts commerciaux eux-mêmes, qu'est-ce donc qu'un petit retard à l'arrivée, une minime dépréciation de la marchandise, une augmentation légère de frais généraux, quand il s'agit de la sécurité? Est-ce acheter trop cher la quasi-certitude d'échapper à un terrible fléau? Terrible fléau en effet qu'une grande épidémie : les maisons fermées, les familles en deuil, les survivants fuyant la contagion, la ville en partie déserte, toute une population moribonde, des cadavres qu'on ne suffit pas à enterrer, des ouvriers affamés prêts à l'émeute! Tel est le tableau qui nous a été transmis de Barcelone, de Gibraltar, de Cadix dans leurs grandes fièvres jaunes. Que sont ici les affaires, le commerce et le reste? Dans la Louisiane et le Mississipi, les Américains comptent, par le fait de l'épidémie de 1878, une perte de 200,000,000 de dollars (un milliard de francs). Le sens pratique, le génie commercial de la nation américaine sont-ils pour être récusés? Pour le régime sanitaire, c'est la nation la plus sévère : visites rigoureuses, désinfection obligatoire, quarantaines pour les navires et même pour les trains de chemin de fer, évacuation de grandes villes entières aux frais de l'État (1), elle n'épargne rien, elle ne recule jamais. *Salus populi suprema lex!* C'est ainsi que les ports américains de l'Atlantique se sont débarrassés de la fièvre jaune; c'est ainsi que la vallée du Mississipi, la Nouvelle-Orléans s'en débarrasseront, malgré le voisinage de la Havane.

Tout cela, objectera-t-on peut-être, c'est bien pour l'Amérique, mais la France est loin des pays à fièvre jaune; elle n'a jamais eu qu'une seule épidémie, encore bien restreinte. J'estime qu'il serait bien téméraire de juger de l'avenir par le passé. Chaque jour apporte des facilités nouvelles à la transmission : rapidité des traversées; quantité croissante des navires, des marchandises, des passagers; admirable rapprochement des nations et des mondes pour l'échange des produits, des denrées, des richesses! Désolant pour l'échange des grands fléaux de l'humanité! Ce n'est là rien moins qu'une imagination. L'an dernier, en 1881, la fièvre jaune, pour la première fois, est entrée dans la Gironde; pour la première fois des passagers en sont morts au lazaret de Pauillac. Dans le même temps, elle entrait dans la Loire où elle n'avait pas paru depuis longtemps; des passagers mouraient au lazaret de Saint-Nazaire. Au même moment, elle arrivait au port du Havre, au port de Dunkerque. N'est-ce pas là, je le demande, une réalité saisissante?

On dira encore: la fièvre jaune s'accommode mal de notre climat; si jamais elle débarque, nous en serons quittes pour quelques décès, comme à Saint-Nazaire en 1861. N'y aurait-il que cela, ce serait déjà trop (2). Mais est-il bien sûr que la fièvre jaune ne puisse pas se développer en France? Si Cadix, Gibraltar sont sous des cieux plus chauds, le Pasages touche Bayonne et Bordeaux; Barcelone, Cette et Marseille. Mieux encore! Boston, Portsmouth, Québec, sont aux mêmes latitudes que Marseille, Bordeaux, Nantes; et, pour comparer les climats mieux que les latitudes, ces villes sont sous les mêmes isothermes que Édimbourg, Copenhague, Stockholm même. Puisque la fièvre jaune a pu y régner, pourquoi ne règnerait-elle pas dans nos ports où le climat est plus doux?

Il est vrai, pourra-t-on objecter encore, la fièvre jaune nous menace, mais notre service sanitaire fait bonne garde; jusqu'ici il a suffi à sa

(1) Memphis, en 1879.

(2) A Saint-Nazaire, il y eut vingt-quatre malades, dont quinze morts; mais, en comptant les navires atteints, le total fut de soixante-quatre malades, dont trente huit morts. (Mélier, *Rapport sur la fièvre jaune de Saint-Nazaire*, 1864.)

tâche, il y suffira encore. Je ne peux partager absolument cette confiance. Je sais ce que valent les médecins sanitaires en France, instruits et vigilants, mais je sais aussi quelles sont leurs sollicitudes, leurs préoccupations. Un jour ou l'autre leur surveillance sera trompée parce qu'ils sont renseignés insuffisamment. Un jour ou l'autre, un navire de grande marche entrera dans nos ports, sans malades, sans décès durant la traversée, muni d'une *patente nette;* et, quand on ouvrira les cales, on y trouvera les germes de la fièvre jaune emmagasinés, prêts à se répandre. C'est le propre de cette maladie de se transmettre ainsi.

Les exemples en sont nombreux: Le *Growler,* en 1847, avait pris la fièvre jaune à Sierra-Leone; quand il revint à Wolvich, il n'avait plus de malades depuis fort longtemps. On ouvre la cale, et deux hommes qui couchaient près du panneau tombent malades et succombent avec tous les symptômes de la fièvre jaune, sans excepter les vomissements noirs (1).

L'histoire la plus intéressante est celle de l'*Anne-Marie*, en 1861. Ce navire prend la fièvre jaune à la Havane, et dans la traversée de retour, sur seize hommes d'équipage, neuf sont malades, deux succombent. A son arrivée, depuis vingt jours, il n'avait pas eu de décès; depuis treize jours, pas de malades nouveaux. Il entre, en libre pratique, au port de Saint-Nazaire; l'équipage se disperse et n'emporte point la fièvre jaune. Le lendemain les cales sont ouvertes, et la fièvre jaune en sort, frappe les déchargeurs, l'équipage des navires voisins, des ouvriers travaillant sur le quai.

Avec une maladie qui a de pareilles allures, les circonstances de la traversée sont relativement de peu d'importance; ce qu'il faut connaître précisément, ce qui guidera la décision du Directeur de la santé, c'est l'état sanitaire du point de départ, du port de provenance. Pour la fièvre jaune, c'est le point capital, plus que pour toute autre maladie transmissible. C'est en ce point justement que notre service sanitaire est défectueux et incomplet; nos officiers sanitaires ne sont pas suffisamment renseignés, les documents, qui guident leurs décisions, émanant des consulats, dont les fonctionnaires, chargés de délivrer les patentes de santé, sont absolument sans compétence, et par suite sans responsabilité. Il paraît facile

(1) Bryson, *Report of the climate and principal diseases of the African Station*, 847.

d'apprécier l'existence d'une épidémie; et pourtant il est telle circonstance délicate, capitale en même temps, où ne suffirait même pas un médecin qui n'aurait pas fait une étude spéciale de l'épidémiologie et de l'hygiène publique.

Il faudrait donc, à côté du consul, un médecin spécialiste dans tous les ports étrangers où règne souvent la fièvre jaune. Nous aurions ainsi des fonctionnaires compétents et *responsables*. A l'arrivée des navires, le médecin sanitaire les préviendrait s'il y a danger à fréquenter la terre; il prendrait les mesures nécessaires pour que leur mouillage les tînt hors de portée de la contagion régnante; en un mot, il les protègerait. Par les fils télégraphiques, toujours en relation avec les autres ports, à la moindre alerte, il préviendrait ses collègues et recevrait leurs avis (1). Son attention, plus soigneusement portée sur nos colonies les plus exposées (2), ne négligerait pas les ports de la métropole. Ainsi serait constitué un *service d'alarme* pour les épidémies.

Pour être complet, ce service devrait être international. Je sais que l'accord avec toutes les puissances maritimes rencontrerait trop d'obstacles, mais les nations autrefois maltraitées par la fièvre jaune, les plus menacées encore, entreraient dans ces vues : l'Espagne, le Portugal, les États américains. Enfin, fussions-nous réduits à créer un service exclusivement français, qu'il aurait encore son utilité.

Ce que j'expose ici n'est point une innovation. Des médecins de la marine l'ont proposé avec toute l'autorité d'une longue carrière médicale passée à combattre la fièvre jaune (3). Je sais de source certaine que les médecins espagnols désirent cette institution. La conférence de Washington, l'an dernier, fut convoquée par les États-Unis, à l'effet de rédiger un code sanitaire international. Plusieurs délégués, notamment le Dr Cervera, pour l'Espagne, le docteur da Silva Amado, pour le Portugal, proposèrent un ensemble de dispositions analogues à celles que je viens d'indiquer; mais il

(1) Le réseau télégraphique transatlantique, tout incomplet qu'il soit, rendrait ces avertissements possibles.

(2) Prévenu que la fièvre jaune régnait à Rio-Janeiro en 1878, le gouvernement du Sénégal eût prescrit des mesures de préservation, et, depuis cinq ans, notre malheureuse colonie ne se débattrait pas contre l'étreinte des épidémies qui se réveillent chaque hivernage. Notre commerce n'eût pas subi les pertes énormes qu'il a subies; nous n'aurions pas à déplorer les morts, par centaines, de nos concitoyens.

(3) Dr Ballot, *De la fièvre jaune à la Martinique au point de vue sanitaire*. Rochefort, 1882. — Dr Bérenger-Féraud, *De la fièvre jaune au Sénégal*.

arriva ce qui arrive d'ordinaire : trop d'intérêts divers ou opposés se trouvaient en présence; toutefois, nous pouvons nous appuyer sur les vœux et recommandations émis par la conférence.

Au Congrès international d'hygiène, qui se tient à cette heure même à Genève, M. le professeur Layet entrevoit les mêmes dangers, propose les mêmes remèdes.

Au surplus, n'avons-nous donc pas pour modèle le service institué au Levant pour garantir l'Europe de la peste et du choléra? Là, des médecins sanitaires, sentinelles vigilantes, veillent pour nous, des bouches du Danube à Djeddah et à Tripoli, et depuis dix ans, voilà trois choléras au moins qu'ils nous épargnent. Ce qui se fait pour les épidémies d'Asie, pourquoi ne pas le faire pour l'épidémie d'Amérique?

Mon but ici est de me faire des alliés dans le commerce et dans la marine; je leur demande d'aider les hygiénistes, de plaider la même cause devant les conseils du gouvernement. Ils comprendront, je l'espère, qu'ils ne peuvent plus réclamer le *libre échange* des maladies. Si la sécurité publique, fatalement, entraîne des charges, nous cherchons tous à les alléger. Le système que j'ai indiqué rendra plus rares les quarantaines et plus aisées les autres prescriptions sanitaires, en donnant à la police de nos ports une base plus précise. Ainsi seront sauvegardés à la fois et la sécurité publique et les intérêts commerciaux.

Nous ne pouvons plus tarder dans cette voie, car le péril grandit. Il faut protéger pour l'avenir nos ports de France; dès aujourd'hui nos colonies si souvent désolées, nos colonies, terres françaises, fragments détachés de notre territoire; à l'étranger aussi nos frères qui s'expatrient. On le dit de tous côtés, et c'est aussi mon sentiment : une nation n'est grande que par son influence étendue sur le monde entier. Portons donc bien loin l'influence de la France, son nom, ses usages, sa langue, son commerce; c'est servir notre patrie! Mais en retour, que la patrie donne à celui qui passe les mers une protection efficace, non seulement contre la violence et l'injustice, mais encore contre la maladie qu'il est en notre pouvoir d'arrêter.

Nous avons aussi à sauvegarder l'intérêt supérieur de l'humanité entière. La fièvre jaune, nous l'avons vu, marche en avant partout où des barrières ne se dressent pas devant elle; l'Amérique entière est devenue son domaine; elle s'étend en Afrique; elle a remonté le Missisipi, les Amazones, le Sénégal; à notre suite elle remontera le Niger et le Congo, et, avec la civilisation, nous porterons la mort au cœur de ce continent qui captive les regards et les espérances de l'Europe. Comme elle a passé le cap Horn, elle passera, et plus facilement, le cap de Bonne-Espérance, désolant la belle colonie du Cap; elle s'étendra dans la mer des Indes jusqu'aux riches comptoirs du Bengale et des îles Malaises. Là, elle trouvera un terrain fertile; et ses germes y prospèreront à côté de ceux du choléra, qui, du moins, est là dans son pays originaire.

De l'autre côté, Panama va s'ouvrir; c'est la brèche qui laissera passer la fièvre jaune. L'isthme est une barrière puissante parce qu'il oblige à décharger le navire, prendre la voie de terre, reporter la cargaison sur un autre navire. Cette barrière tombée, la fièvre jaune aura le champ libre sur le rivage occidental des deux Amériques.

Voilà l'avenir si on n'y prend garde. Heureusement la science saura protéger le monde. Déjà elle a repoussé la peste au centre de l'Asie, elle arrête le choléra aux portes de l'Europe; en quelques points elle s'est rendue maîtresse de la fièvre jaune. Qui douterait encore qu'elle réussisse à l'arrêter partout où elle est transportée?

C'est pour atteindre ce but que je demande le concours du Congrès en lui soumettant les vœux suivants :

1° Dans l'intérêt du commerce à l'étranger, et pour protéger nos colonies et en général toutes les régions chaudes et tempérées envahies ou menacées par la fièvre jaune, le Congrès des Sociétés françaises de Géographie appelle l'attention du gouvernement sur la création d'un service sanitaire dans les ports étrangers où règne la fièvre jaune.

2° Une enquête préalable pourrait être ordonnée, si elle est jugée nécessaire, pour éclairer la science et le gouvernement sur les points du monde où la fièvre jaune prend naissance, ceux où elle ne règne qu'après importation.

Dr Henri Bourru,

Professeur d'hygiène à l'École de Médecine navale de Rochefort, Secrétaire général de la Société de Géographie de Rochefort, Membre de la Société de Médecine publique.

Bordeaux. — Imp. G. Gounouilhou, rue Guiraude, 11.

www.ingramcontent.com/pod-product-compliance
Lightning Source LLC
LaVergne TN
LVHW050510160826
845677LV00003B/1058

* 9 7 8 2 3 2 9 6 3 8 1 4 0 *